AF611796

ESQUISSES D'HYDROLOGIE CLINIQUE

LA BOURBOULE

PAR

Le Docteur E. MONIN

SECRÉTAIRE GÉNÉRAL DE LA SOCIÉTÉ FRANÇAISE D'HYGIÈNE

CHEVALIER DE LA LÉGION D'HONNEUR, OFFICIER DE L'INSTRUCTION PUBLIQUE

« Le traitement hydro-mineral est, de
» tous les secours de la médecine, le
» mieux en état d'opérer, pour le phy-
» sique et le moral, toutes les révolu-
» tions nécessaires et possibles dans les
» maladies chroniques. »

BORDEU

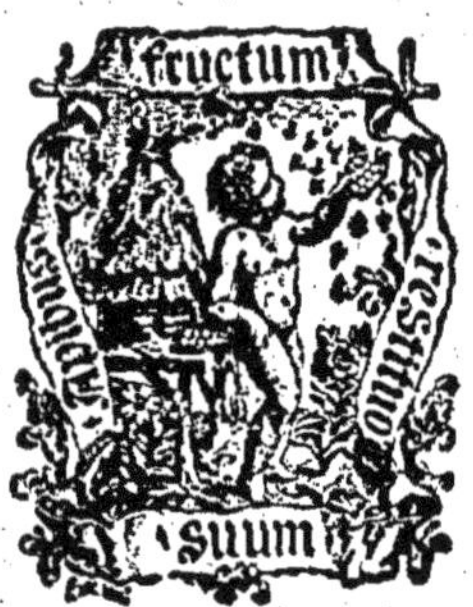

PARIS
SOCIÉTÉ D'ÉDITIONS SCIENTIFIQUES
PLACE DE L'ÉCOLE-DE-MÉDECINE
4, RUE ANTOINE-DUBOIS, 4

1895

LA BOURBOULE

PAR

Le Docteur E. MONIN

DU MÊME AUTEUR

ENVOI FRANCO CONTRE UN MANDAT

MONIN (Dr E.). **L'Hygiène et le traitement du diabète,** volume in-18 raisin, cartonné à l'anglaise, 3e édition. . . . . **3 fr.** »

MONIN (Dr E.), chevalier de la Légion d'honneur, officier de l'Instruction publique. **Formulaire de médecine pratique.**

Le **Formulaire de Médecine pratique** du Dr Monin (*nouvelle édition, 5e mille*) doit son succès sans précédent à la précision et à la méthode hors de pair qui caractérisent l'ouvrage, livre de chevet pour le praticien. Toutes les indications thérapeutiques de la pathologie sont compendieusement détaillées et clairement élucidées, par ordre alphabétique, dans ce volume de 650 pages, luxueusement imprimé.

(Préface du professeur Peter.)

Envoi **franco,** *relié, contre* **mandat de 5 francs.**

MONIN (Dr E.). **Hygiène et traitement des maladies de la peau.**

Le docteur MONIN a accompli la tâche difficile de vulgariser, pour le public intelligent et pour les médecins non spécialistes, toutes les données pratiques, ressortissant à la cure des affections cutanées. L'ouvrage joint à une profonde connaissance des sujets traités, tous les développements attrayants du styliste bien connu de tous : le docteur Monin dit ce qu'il a vu, *mais il le dit d'une façon spéciale et peu imitable.*

Contre **3** francs en mandat, la Société d'Editions scientifiques, 4, rue Antoine-Dubois, enverra *franco,* élégamment relié, ce nouveau volume de la **Petite encyclopédie médicale** : « Hygiène et traitement des maladies de la peau. »

E. MONIN et **DUBOUSQUET-LABORDERIE** (les Drs) **Précis élémentaire d'hygiène pratique,** un volume in-8° écu de 475 pages. Prix. . . . . **6 fr.** »

Répond étroitement aux nouveaux programmes de l'Enseignement. C'est, de plus, une œuvre de vulgarisation qui a sa place marquée dans la bibliothèque des gens du monde et de toutes les personnes soucieuses de préserver leur santé, qui est le plus précieux de tous les biens.

AVIS AUX AUTEURS

La Société d'Éditions Scientifiques, établie sur les bases de la **MUTUALITÉ,** a pour but de partager par moitié entre les Auteurs et elle, *tout bénéfice* résultant de la vente des ouvrages.

ESQUISSES D'HYDROLOGIE CLINIQUE

LA BOURBOULE

PAR

Le Docteur E. MONIN

SECRÉTAIRE GÉNÉRAL DE LA SOCIÉTÉ FRANÇAISE D'HYGIÈNE

CHEVALIER DE LA LÉGION D'HONNEUR, OFFICIER DE L'INSTRUCTION PUBLIQUE

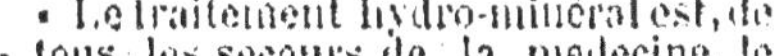

> « Le traitement hydro-minéral est, de tous les secours de la médecine, le mieux en état d'opérer, pour le physique et le moral, toutes les révolutions nécessaires et possibles dans les maladies chroniques. »
>
> BORDEU.

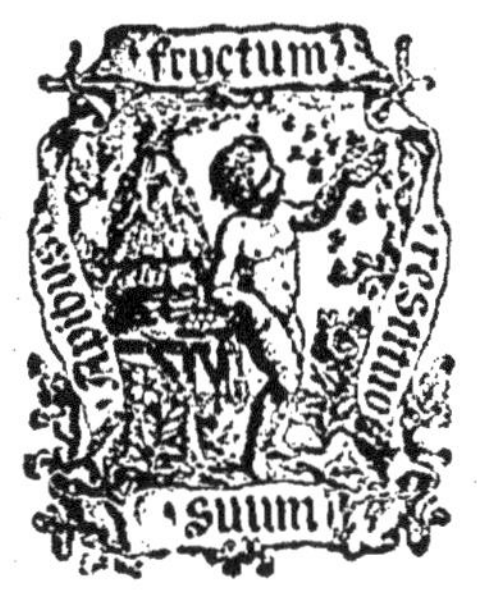

PARIS

SOCIÉTÉ D'ÉDITIONS SCIENTIFIQUES

PLACE DE L'ÉCOLE-DE-MÉDECINE

4, RUE ANTOINE-DUBOIS, 4

1895

LA BOURBOULE

PAR

Le Docteur E. MONIN

I. Situation. — Climat. — Milieu thermal.

Bâtie au pied d'une immense muraille granitique, à 852 mètres au-dessus du niveau de la mer, la station de la Bourboule, qui n'était, il y a vingt ans, qu'un pauvre village, a pris, grâce à la puissance curative de ses eaux minérales, un merveilleux essor, un de ces développements somptueux et rapides, qui n'est pas près de s'arrêter, si l'on en juge par le chiffre, sans cesse en progrès, de sa clientèle de baigneurs.

Les eaux de la Bourboule étaient, assurément, connues des anciens : mais on ne retrouve (heureux les pays qui n'ont pas d'histoire !) que peu de documents thérapeutiques concernant cette station. On sait seulement qu'un hospice existait, près des sources, au commencement du XVe siècle, et qu'à la fin du XVIIe, le savant Duclos les déclarait fort en honneur dans la région.

La Bourboule est, dans la coquette vallée de la Dordogne, ceinte d'un verdoyant diadème de forêts de pins et de hêtres, et protégée par la nature contre les vents du Nord et de l'Ouest. Les environs de la station émerveillent le voyageur par leurs paysages variés, leurs décors pittoresques et sauvages, la flore puissante et riche de ce sol curieux, géologiquement si bouleversé. La Bourboule jouit, dans la belle saison, d'un climat doux et fort égal : l'air y est léger, imprégné d'ozone, saturé de vapeur d'eau et de senteurs résino-aromatiques. Les baigneurs peuvent, loin des fumées et des passions humaines, se distraire par des excursions nombreuses et fantastiques, dans des sites remplis d'attraits et de richesses naturels, dont la beauté est faite pour étonner les touristes les plus sceptiques et les plus difficiles. N'est-ce pas beaucoup, au point de vue curatif (le seul qui doive, ici, nous occuper), que de pouvoir fournir aux baigneurs, pendant leur *saison*, les excursions capables de les assurer contre l'ennui, sans recourir aux émotions malsaines du jeu et aux excessives excitations de la vie mondaine, malheureusement exagérée dans certaines « watering-places » ?

On a relevé les moyennes de la température, à la Bourboule, pour une périole décennale : 18° en juin, 22° en juillet et août, 18° en septembre. Quant aux jours de pluie, il y en a 8 en juin, 4 en juillet, 3 en août, 4 en septembre.

Les sources thermales émergent au niveau de la base du massif granitique dont nous avons parlé. Elles donnent environ 632 litres à la minute. C'est la source Choussy-Perrière (formée de deux sources dont les griffons communiquent) qui jouit, surtout, des propriétés liées à l'usage interne des eaux de la Bourboule, consommées sur place ou transportées. Les autres sources sont utilisées pour les besoins de la balnéation externe.

Voici, d'ailleurs, résumées dans un synopsis très complet, toutes les données analytiques importantes concernant le régime hydro-minéral de la Bourboule. Les analyses sont dues aux professeurs Bouis et Lefort, de l'Académie de médecine.

	Perrière, Choussy	Sedaige	La Plage	Fenestre I	Fenestre II
Débit	388 l. 5 par m.	94 l.	12 lit. 8	98 lit. 2	39 lit. 2
Température (Lamarle)	56°5 à la surface 60°1 au fond	49°4 39°3	27°6	19°1	19°2
Arséniate de soude	0.02847	0.02776	0.02776	0.00387	0.00418
Acide carbonique libre.	0.0518	0. 1662	0. 2260	0. 0336	0. 1654
Chlorure de sodium.	2.8406	2. 6102	1. 7011	0. 1626	0. 1860
— de potassium..	0.1623	0.1427	0.1235	0.0129	8.0310
— de *lithium*..	—	—	—	—	— (1)
— de magnésium....	0.0320	0.0243	0.0188	—	—
Bicarbonate de soude..	2.8920	2 1106	1.6265	0.5862	0.9357
— de chaux.	0.1905	0.1501	0.1390	0 0206	0.0234
— de magnésie....	—	—	—	0.0115	0.0048
— de fer...	—	—	—	0.0125	0.0197
— de potasse	—	—	—	—	—
— de lithine.	—	—	—	—	—
Sulfate de soude....	0.2084	0.1780	0.1231	0.0218	0.0372
Peroxyde de fer.....	0 0021	0.0018	0.0007	—	—
Oxyde de manganèse	indices	indices	indices	indices	indices
Acide silicique......	0.1200	0.1170	0.0001	0.0706	0.0794
Silicate de soude....	—	—	—	—	—
Borate de soude.....	—	—	—	—	—
Alumine............	indices	indices	indices	indices	indices
Bicarbon. de magnésie	—	—	—	—	—
Matières organiques.	indices	indices	indices	indices	indices
Chlorures de cœsium et de rubidium...	—	—	—	—	—
Totaux.......	6.4997	5.5009	4.0979	0.9413	1.4826

(1) M. Riche a trouvé récemment 0.017 de chlorure de lithium dans la source Choussy-Perrière. L'iode et l'acide borique y ont été aussi constatés, en quantités appréciables, par M. Willm.

Limpide et onctueuse au toucher, d'une odeur légèrement alliacée, d'une saveur comparée à celle du bouillon de veau un peu salé, l'eau de la source Choussy-Perrière donne la vie à des algues fort curieuses, qui fixent, dans leur protoplasma, jusque près de 1 gr. 50 d'acide arsénique pour 100 grammes !

C'est l'illustre chimiste Thénard (1853) qui, le premier, signala au monde scientifique cette étrange teneur des sources en arsenic, avant que leur composition fût officiellement proclamée par les premières analyses de Lefort (1862). Dès cette époque, la Bourboule peut revendiquer hautement les maladies constitutionnelles ayant besoin d'une eau minérale énergiquement médicamenteuse, profondément modificatrice. Grâce à une intelligente Société, qui sut acquérir les sources Choussy-Perrière, Sedaïges, de la Plage et Fenestre, la station de la Bourboule était créée. Car les quelques sources froides qui subsistent encore sur son sol thermal sont loin de pouvoir rivaliser, par leur composition, avec la source Choussy-Perrière, la perle de la station, arsenicale (7 milligr. par litre), bicarbonatée-chlorurée riche, lithinée (17 milligr.), qui, grâce à son infime proportion de fer (2 milligr.), ne s'altère pas au contact de l'air et supporte les transports les plus lointains.

Sauf Bou-Chater (Tunisie), qui est une eau toxique, la source Choussy-Perrière contient la minéralisation arsenicale la plus exceptionnelle : 28 milligr. d'arséniate de soude par litre, correspondant à 7 milligr. d'arsenic, — voilà ce qu'indiquent, unanimement, les analyses faites à divers intervalles, par Poggiale, Riche, Lefort, Bouis, Willm, etc... Alors que la majeure partie des eaux recèle le précieux métalloïde à doses tout au plus pondérables, Choussy-Perrière nous le fournit en solution médicinale élaborée par la Nature, ce pharmacien hors classe ! On comprend l'enthousiasme des premiers observateurs, Gubler et Guéneau de Mussy, lorsqu'ils recommandaient aux affaiblis, aux scrofuleux, aux névropathes, la station de la Bourboule comme le prototype des stations de remontement. Toute la thérapeutique contemporaine réside dans ce programme : la formule substituée à la recette. La thérapeutique thermale ne fait nullement exception : l'hydrologie scientifique consiste, aujourd'hui, dans la *spécialisation* des stations, substituées aux déclamations panacéiques d'antan !

L'arsenic, agent fixateur des éléments nutritifs dans nos cellules vivantes, modificateur des sécrétions glandulaires et de la vitalité cérébro-médullaire, régulateur du cœur et de la circulation, etc., est infiniment mieux toléré sous la forme de soluté hydro-minéral naturel. Vous pouvez, sans incommodité d'aucune sorte, ingérer le double d'arsenic, sous les espèces d'eau de Choussy-Perrière, que sous la forme de liqueur de Fowler ou de granules de Dioscoride. La température de la source et la haute pression souterraine jouent évidemment un rôle dans cette solution combinée de sels arsenicaux : car il est, à la Bourboule, d'autres sources, plus froides, beaucoup plus indigestes que Choussy-Perrière, malgré une teneur en arsenic deux ou trois fois moindre.

En résumé, l'action est, ici, franchement pharmacodynamique, et le médecin peut procéder, sinon à coup sûr, du moins en dehors de l'empirisme thermal et de ses ténèbres. Il sait que, dans une cure faite à la Bourboule, l'action de l'arsenic sur l'économie sera spécialement accentuée. Aussi veillera-t-il particulièrement sur le foie, où ce métalloïde se localise. Il diminuera les doses ou arrêtera la cure interne, dès que se profilera le tableau de l'obstruction abdominale, sachant que Choussy-Perrière renfermant, par litre, 28 millig. d'arséniate de soude ; un tiers de litre de cette eau représentera la dose pharmacologique à laquelle on prescrit, habituellement, cette médication si énergique, si profondément métatrophique.

II. Ressources balnéaires. — Action générale de l'eau en boisson.

Il existe, à la Bourboule, trois établissements thermaux : celui des Thermes, véritable temple hydrominéral, dont la grandiose installation sert de modèle à toutes les constructions similaires actuelles ; l'établissement Choussy, très confortable, mais de proportions moins vastes ; enfin, l'établissement Mabru, beaucoup plus modeste, mais que bien des stations envieraient encore.

Les bains sont alimentés d'eau chaude par les sources Choussy-Perrière, les plus abondantes et les plus richement minéralisées. Elles résultent de forages artésiens savamment pratiqués et émergent du granit à une profondeur de 80 mètres.

Les bains sont pris, d'ordinaire, à 35 degrés, pendant une durée de 30 minutes. Ils excitent le tégument externe et le mordent, en quelque sorte, au point de réveiller ses fonctions les plus torpides et de transformer sa vaste surface en un puissant organe d'élimination et d'absorption. Je n'insisterai pas ici sur cette action stimulante et détersive, fluxionnaire et dérivative, due au calorique spécial et à l'électricité tellurique dégagés par les eaux, ainsi qu'aux successions nombreuses et énergiques qu'elles ont subies au cours de leur longues évolutions souterraines. L'excitation cutanée se traduit par le blanchiment étrange de cet organe, succédant à la chaleur, au prurit spécial et aux poussées congestives, plus ou moins prononcées selon les individus. Quant à l'action sur les extrémités nerveuses de la peau, elle se résume, finalement, dans la sédation succédant aussi à la stimulation. On conçoit combien ce mode balnéaire, dans lequel l'action du gaz acide carbonique est secondée par celles de la thermalité et du galvinisme tellurique, secoue l'asthénie de l'appareil vasculaire périphérique et décongestionne ainsi les territoires viscéraux, notamment dans les cas d'irritations chroniques thoraco-abdominales.

L'établissement des Thermes contient 80 cabinets de bains, avec douches locales ; plusieurs petites piscines et salles de grandes douches, avec douches, en cercle, en pluie, en lance, en colonnes, etc., etc. ; salles de vapeur, de massage, bains de pieds, etc. L'établissement Choussy contient 48 cabinets, 53 baignoires avec douches locales et grandes douches, bains de vapeur et bains de pieds, vaste et jolie piscine. L'établissement Malbru contient 29 cabinets de bains et douches, etc. Cette richesse balnéaire remarquable favorise le traitement externe, que l'on rend intensif ou atténué à volonté : d'ailleurs, pour les bains et douches, la température excessive de la source Choussy-Perrière a besoin d'être adoucie par l'addition d'un quart environ des sources Fenestre.

Les superbes salles d'inhalation, de pulvérisation, de humage et de douches pharyngo-nasales permettent de mener à bien le traitement local des angines, rhinites, otites et laryngites, qui ne manquent pas à la station.

Un mot sur l'action spéciale des douches à la Bourboule. Tous les praticiens de cette station insistent sur leur pouvoir puissamment décongestif et sédatif, chez les malades dont la gorge et les poumons sont aisément hyperémiés et le système nerveux habituellement sensible, « à fleur de peau » suivant l'acception vulgaire. La douche en pluie est un dérivatif qui corse et complète l'action du bain. La douche par aspersion résout les engorgements glandulaires et les hypertrophies conjonctives d'origine lymphoïde.

En imprimant à la circulation capillaire périphérique des oscillations réactionnelles variables, la douche de la Bourboule, sous ses formes multiples, est éminemment propre à fournir aux fonctions plastiques une énergie tonique inusitée. Aussi triomphe-t-elle promptement de toute défaillance nutritive : les diabétiques épuisés, les sujets défibrinés et déphosphatisés, les albuminuriques, les tuberculeux et les scrofuleux, et tous les sujets physiologiquement misérables, obtiennent des résultats curatifs marqués et durables de cette médication dynamisante naturelle qui provoquait, à bon droit, l'admiration des Bazin, des Gubler, des Guéneau de Mussy et de tous les maîtres cliniciens.

L'eau en boisson. — Trois buvettes sont alimentées par la source Choussy-Perrière, que les malades boivent à la dose de un demi-verre à deux ou trois par jour (rarement plus de 900 gr. et moins de 150). On boit généralement avant et après le bain, à petits coups, et on conseille, à bon droit, de faire cette cure surtout le matin et de « promener ses eaux » afin qu'elles soient bien tolérées, bien assimilées et qu'elles produisent le *maximum* de leurs effets physiologiques.

Limpides, onctueuses, gazeuses, d'une saveur salino-acidulée assez agréable, les eaux protogéiques, pélasgiennes ou salino-martiales (Gubler) de la source Choussy-Perrière exercent, sur toute la longueur du tube digestif, leur activité tonique et antiseptique, due aux chlorures, à l'acide carbonique et à l'arsenic. Le principe bicarbonaté alcalin les rend amies de l'estomac et profitables à l'appareil hépato-intestinal.

Accroissement de la vitalité de la muqueuse gastro-intestinale, stimulée dans toute son étendue ; action toniapéritive, fondante et anti-bilieuse ; accélération de la nutrition retardée : voilà, en résumé, les effets primordiaux de l'eau de la Bourboule prise en boisson. Les expériences du regretté Danjoy, faites au moyen de l'eau transportée, ont prouvé, toutefois, que les succès curatifs de la Bourboule ne sont point dus à la chaleur de l'eau ingérée. A mon sens, la cure au griffon permet, cependant, d'espérer une thérapeutique plus intensive. Quoi qu'il en soit, la source Choussy-Perrière mérite d'être placée au premier rang des agents médicamenteux qui visent à la restauration de l'organisme, à l'augmentation de la résistance vitale. Elle réveille et entretient d'une idéale manière (pour user ici d'une expression du Dr Bouchard) l'activité des élaborations cliniques dans nos tissus et nos humeurs.

Si l'on s'étonne du rapide relèvement imprimé à la nutrition par l'eau de la Bourboule et de la stimulation si efficace apportée par cet agent naturel aux centres cérébro-spinaux (qui tiennent, à la vérité, les rênes de toute l'économie animale), songeons aussi que ce triumvirat chloruro-bicarbonaté-arsenical constitue, dans la source Choussy-Perrière, un ensemble synergique unique en son genre, qui explique bien des effets héroïques, paradoxaux, parfois, dans leur apparence !

Les effets les plus immédiats de l'ingestion de la source Choussy-Perrière sont la soif et la diurèse. Il y a aussi une certaine exaltation de l'appétit, qui s'apaise assez vite, et une sensation de chaleur épigastrique, à peu près constante. Chez certains malades, on observe un peu de diarrhée : mais la constipation est plutôt la règle, ou bien encore l'on n'observe aucun changement dans les excrétions intestinales.

Parfois, l'on constate, dès les premiers jours du traitement, un état d'excitation nerveuse qui peut aller jusqu'à l'insomnie ; les baigneurs accusent aussi une notable augmentation de leur vigueur musculaire, se traduisant principalement par une aptitude inusitée à la marche.

La rénovation globulaire est un effet plus éloigné de l'ingestion de l'eau, qui, par sa composition, est la plus capable de lutter contre l'olighémie et l'hydrémie et de déraciner les dyscrasies scrofuleuse et rachitique, de mettre un terme à l'asthénie nutritive, sans déterminer, toutefois, une irritation névrotique exagérée, comme le fait, si fréquemment, la médication toni-reconstituante hydro-minérale. Admirablement supportée par ceux mêmes dont le foie et l'estomac sont les plus irritables, l'eau de la Bourboule met, pour ainsi dire, en branle toutes les réserves cachées de la résistance vitale : elle régularise les fonctions nerveuses de la sensibilité et de la motricité, relève l'énergie plastique déchue et la vitalité déprimée, favorise la résorption des exsudats morbides, donne aux malades une sensation de bien-être et de force physico-morale peu commune, avec les apparences d'embonpoint qui sont comme le vêtement de la santé. Mais ce qui fait l'originalité particulière de l'eau de la Bourboule, c'est que l'action hématogène et reconstituante s'y trouve tempérée par la présence de la soude et de la lithine, qui suractivent l'assimilation et intensifient les échanges nutritifs. Une eau chlorurée n'est, d'ailleurs, faite pour l'absorption que si elle est bicarbonatée. La Bourboule est à la fois anti-scrofuleuse et anti-arthritique par sa composition. Or, que de fois, dans la pratique, ne voyons-nous pas le lymphatisme et l'arthritisme se mélanger, s'imbriquer en quelque sorte? C'est dans ces cas-là que la source Choussy-Perrière donnera ses plus beaux succès. Car (je crois l'avoir démontré ailleurs) c'est une grande erreur clinique que de faire l'arthritisme synonyme de la diathèse congestive.

Expression quintessenciée de la médication arsenicale naturelle, la Bourboule opère, sur les torpides et les atoniques, des transmutations radicales et particulièrement énergiques. Voyez comme une saison a transformé le teint blafard et bouffi de cette jeune fille et lui a donné la rose fermeté de la santé florissante ! Cette simple constatation organoleptique est capable d'indiquer une activité profonde sur les éléments cellulaires de notre économie, une modification totale dans les modalités du sang et de la lymphe. Les chlorures fournissent un appoint solide à ce pouvoir anti-lymphatique et anti-rachitique de l'arsenic, pendant que les bicarbonates alcalins apportent ici leur note tempérante, digestive, anti-uricémique. L'ensemble concourt à une action éminemment fondante et dépurative de tout engorgement : on a même vu, dans des cas de lupus, de lymphadénomes et d'hypertrophies strumeuses extrêmement graves, une ou deux saisons à la Bourboule déterminer une sorte de catalyse inespérée. C'est que l'eau minérale n'agit pas comme un soluté pharmaceutique : elle apporte à l'organisme son dynamisme vivant, ses effets médicamenteux à l'état naissant, son homogénéité apparente, mais jamais en repos, parce que les réactions chimiques n'y sont point éteintes.

Lorsqu'il s'agit d'une source aussi active que la source Choussy-Perrière, il est évident que la valeur des thermes est encore plus étroitement subordonnée à l'usage thérapeutique que le praticien sait en faire. Habilement maniée, c'est une arme de précision étonnante, que l'on voit faire merveille même chez des cachectiques réfractaires aux médications les plus puissantes. On dirait que l'arsenic nourrit ces malades et leur transfuse une vie nouvelle : c'est que l'eau de la Bourboule agit essentiellement en réalisant l'augmentation de nos apports nutritifs et la réduction simultanée de nos dépenses.

La cure a parfois aussi certains effets rétroactifs, que les anciens nommaient *fièvre thermale*, et qui ne sont que la réaction évidente de l'organisme, perturbé par les modifications apportées à la crase du sang : les phénomènes, très passagers, d'ordinaire, consistent en de l'abattement, de la fatigue, une certaine agitation fébrile.

III. Tableau des indications thérapeutiques.

1. *Maladies du tube digestif.* — On n'adresse pas beaucoup à la Bourboule les malades atteints de dyspepsie ; ce n'est pas une spécialisation de cette station. Néanmoins, beaucoup de clients de la Bourboule ont vu disparaître, par le traitement hydriatique, des troubles digestifs invétérés.

Ce sont surtout les cardialgiques, les neurasthéniques souffrant d'une sensibilité exquise et mal limitée du tube digestif, les sujets lymphatiques affligés d'une habituelle indolence de la circulation veineuse abdominale, qui bénéficient de ce traitement, assurément rationnel dans tous les dérangements de l'appareil digestif réclamant l'invigoration. Le Dr Landrieux a, d'ailleurs, prouvé que l'eau de la source Choussy-Perrière supprime les nausées et les vomissements. Elle est aussi antiseptique et capable d'arrêter, grâce à ses chlorures, à son arséniate de soude, les fermentations morbides dues aux micro-organismes ; puisqu'elle est coutumière de tuer et d'expulser les lombrics intestinaux, elle sera également microbicide et empêchera (comme cela a été prouvé) les proliférations du bacille colique et de l'anguillule stercorale.

Pour en revenir à la dyspepsie (particulièrement étudiée par l'auteur de ces lignes, qui en fait l'objet de sa pratique journalière), il est certain que ce mal est bien plus fréquemment diathésique qu'on ne saurait le supposer. Que de fois les troubles digestifs ne dépendent-ils pas de l'herpétisme et de l'arthritisme ; que de fois ne coïncident-ils point avec le psoriasis, l'acné et les autres dermatoses ! *Maximum cum cute consensum habet ventriculus*, disait Lorry : opinion confirmée par Trousseau, Bazin et tous les vrais cliniciens. J'ai vu guérir ainsi, à la Bourboule, bon nombre de ces dyspeptiques diathésiques, envoyés à la station pour y soigner tout autre organe que leur estomac. Il en est de même de certains syphilitiques, dont le virus a touché l'estomac ou le foie, ce qui n'est pas rare ; ou bien qui souffrent d'une dyspepsie médicamenteuse iodohydrargyrique, ce qui est moins rare encore...

2. *Affections respiratoires.* — Il semblerait, *a priori*, que la cure de la Bourboule fût plutôt contre-indiquée dans la phtisie à forme clinique congestive ou éréthique. Cependant, Gubler nous affirme que cette station modifie efficacement la fièvre et les hémoptysies, du moment qu'on a affaire à cette forme de tuberculose dite *scrofuleuse*, bien reconnaissable pour tout praticien, grâce à ses stigmates évidents.

La puissance curative de la cure est, toutefois, beaucoup moins aléatoire dans les formes apyrétiques et torpides des maladies de poitrine. Au bout de quelques jours de traitement, on assiste au relèvement progressif de l'appétit, à la cessation des vomissements *post prandia* et des sueurs nocturnes colliquatives. Le malade accuse un retour marqué des forces et de l'embonpoint, facile à constater avec le dynamomètre et la bascule : l'expectoration se détache plus facilement et perd ses caractères pyo-bacillaires ; la respiration s'opère plus ample et plus facile. Une part de ces heureux résultats peut être attribuée à l'habitat des altitudes : mais comme ils s'obtiennent aussi avec l'eau transportée, force nous est d'invoquer ici une suractivité imprimée aux échanges nutritifs, un remède apporté aux déperditions chlorurées du tuberculeux, un accroissement et une régularisation de la tension vasculaire, une augmentation de la capacité vitale du soufflet respiratoire. Enfin, le microscope révèle une réfection notoire de l'hémoglobine du sang. L'arsenic et le chlorure de sodium (dont A. Latour faisait le spécifique de la phtisie) expliquent ces améliorations durables, apportées à l'état chronique des tuberculeux, qui trouvent, dans la source Choussy-Perrière, une potion reconstituante, un médicament-aliment inimitable par les artifices de la chimie.

La plupart des auteurs ne voient là que la guérison palliative du catarrhe péri-tuberculeux. Mais si vous enlevez au tubercule sa phlegmasie concomitante, il ne songe le plus souvent qu'à disparaître par régression ou à s'annihiler par crétification. L'ingestion de la source Chourry-Perrière détermine, d'abord, un léger enchifrènement des voies respiratoires, auquel, bientôt, succède un état eupnéique inusité. Les adénopathies bronchiques, si fréquemment mères de la dyspnée (surtout dans l'enfance), se résolvent aussi rapidement que disparaît, chez l'adulte, la congestion péri-tuberculeuse. Les processus microbiens sont neutralisés par l'intensité vitale que déterminent la cure d'air et la cure d'eau *intùs et extrà* : les cellules pulmonaires les plus avariées ne tardent pas à se transformer en milieux de culture défavorables aux bacilles. Accessoirement, on constate l'augmentation considérable de l'appétence et de la capacité digestive, à bon droit considérées comme les plus solides ancres de salut des phtisiques.

En résumé, la cure de la Bourboule est une cure spécifique contre l'*hypotrophie*, qui, pour nous, domine toute l'histoire de la tuberculisation.

Les *bronchites chroniques* et les *catarrhes pulmonaires*, même liés à la *dilatation bronchique* et à la *sclérose du poumon*, sont très rapidement modifiés par la cure bourboulienne. Chez les arthritiques et herpétiques, on observe, tout d'abord, une amélioration de l'état général ; ensuite, la diminution des expectorations et les modifications considérables des signes sthétoscopiques annoncent la rétroversion des lésions. On ne saurait donc trop recommander l'emploi de l'eau de Choussy-Perrière dans les convalescences des pneumonies et des pleurésies, de l'influenza et de la rougeole : nulle ne saurait être plus efficace, ainsi que l'a démontré Gubler, pour triompher de la fièvre symptomatique des lésions respiratoires et arrêter la formation de ces masses pulmonaires caséeuses qui méritent si bien le nom de *scrofulose interne* et dégénèrent, tôt ou tard, en phtisie véritable.

Chez les enfants, la Bourboule résout promptement ces *adénopathies* trachéo-bronchiques indolentes, d'où résultent tant de dyspnées et de toux coqueluchoïdes.

L'*asthme*, qui est commun chez les arthritiques et surtout chez les herpétiques (puisque Duclos et Trousseau n'hésitent pas à le considérer comme un urticaire ou un eczéma bronchique), l'asthme guérit aussi à la Bourboule, principalement par l'amélioration de la diathèse qui lui sert de soutien ou de support. L'eau en boisson, inhalations, pulvérisations et bains, redresse le vice nutritif des poumons et combat l'*habitus* nerveux réflexe, d'où procèdent les crises périodiques. Est-ce l'arsenic qui, en calmant l'excitation bulbaire et réveillant l'énergie des centres respiratoires, empêche le retour de l'asthme? Sont-ce les chlorures, qui ramènent dans les muscles de Reissessen, la contractilité normale? Quoi qu'il en soit, on a rapporté un grand nombre d'observations d'asthmes, avec ou sans emphysèmes, améliorés et guéris à la Bourboule. Nous renvoyons le lecteur désireux de s'édifier à cet égard, à un bon travail de M. le Dr Château.

L'asthme d'été, fièvre de foin ou *hay-fever*, cette étrange névrose rhino-bronchique spasmodique, est aussi influencée de façon très heureuse par les eaux de Choussy-Perrière. Il en est de même de certains *coryzas* rebelles ou à répétition, qui nécessitent l'emploi de la douche ou de la pulvérisation intra-nasale.

Dans les *pharyngo-laryngites* granuleuses ou glanduleuses des chanteurs ou des orateurs, on obtient aussi une action topique fort efficace des pulvérisations régulièrement faites. La clientèle d'artistes, de professeurs et d'ecclésiastiques fidèle à la Bourboule peut servir de témoignage à cet égard. Cependant, l'usage interne de l'eau a, ici, une très grande valeur, les granulations procédant presque toujours d'une sorte de disposition lymphoïde dont l'eau chlorurée arsenicale est la vaillante antagoniste. Je suis loin de mettre en doute l'action locale de l'eau de Choussy-Perrière, puisque j'ai lu que bon nombre de laryngites, même tuberculeuses, ont été singulièrement amendées, dans les hôpitaux de Paris, par le moyen de l'eau transportée, pulvérisée au moyen du spray. Quoique la source dont nous parlons se transporte (comme nous le verrons plus loin) en conservant l'intégralité de ses propriétés, j'estime, toutefois, qu'au griffon, les résultats seront bien meilleurs encore, grâce au pouvoir topique de la thermalité naturelle elle-même.

3. *Affections rhumatismales.* — Le savant hydrologiste Le Bret écrit que la Bourboule-Choussy convient au traitement du rhumatisme « sous tous ses types ». Je n'y contredirai pas : toutefois j'estime que les formes larvées et névralgiques anciennes, les rhumatismes noueux et fibro-musculaires sont principalement justiciables de la cure. Or, ce sont là, précisément, les formes morbides les plus rebelles aux ressources de la pharmacologie. On traite aussi, avec grand succès, par l'eau chlorurée arsenicale, *intùs et extrà*, les nodosités d'Heberden (Landrieux), les arthrites déformantes séniles (Noël Guéneau de Mussy) et les diverses manifestations viscérales incontestablement liées à la diathèse rhumatismale ; la congestion hépatique, l'iritis, certaines paralysies *a frigore.*

La cure bourboulienne est indiquée également dans la diathèse urique à forme articulaire, mais non aiguë et franche ; je veux dire dans la goutte *molle* et cachectique, invétérée ou anormale, alors que le travail de restauration organique s'impose, sous peine de complications graves. Les goutteux atoniques qui ont abusé des alcalins, du colchique et des salicylates trouveront, dans le traitement hydro-minéral arsénico-chloruré, des éléments de réfection sthénique pour leurs tissus et leurs humeurs.

Les lésions cardiaques contre-indiquent-elles la cure chez les rhumatisants ? Non, en général. Mais il faut qu'elles soient récentes et peu étendues ; il faut qu'elles ne se traduisent ni par des bruits de souffle trop prononcés, ni par des modifications sphygmographiques trop remarquables,

4. *Traitement des dermatoses.* — Le Dr Vérité a prouvé que si l'eczéma comme le psoriasis sont capables de se modifier et de guérir à la Bourboule, c'est surtout l'eczéma fluent et symétrique, ce type de la dermatose humide, cette « pierre angulaire de la dermatologie » (Duncan-Bulckley), qui éprouve, dans cette station, les améliorations les plus rapides et les plus imprévues. L'action dissolvante et éliminatrice exercée dans les dermatoses tient évidemment beaucoup à la régularisation nutritive et à la rupture du lien diathésique qui unit l'affection de la peau à l'état général. Ce qui le prouve, c'est l'action de Choussy-Perrière transportée.

Mais il est bien évident que la balnéation et la douche ne sont point quantités négligeables, dès qu'il s'agit d'une solution thermale naturelle, chimiquement si puissante par ses alcalins, ses chlorures, et surtout son arsenic. La réparation épidermique et la prévention des récidives dépendent même, en majeure partie, de la bonne institution du traitement topique.

La Bourboule, si puissante (comme nous l'avons déjà dit et comme nous le développons plus loin), contre les manifestations protéiformes du lymphatisme, revendique naturellement, tout d'abord, les *scrofulides*. Il ne s'agit pas seulement ici de l'eczéma et de l'impétigo, scrofulides moyennes ou bénignes : le lupus lui-même, la plus sinistre peut-être de toutes les dermopathies, est manifestement et toujours amélioré par une saison un peu prolongée. Le Dr Dauzat a consigné à ce sujet un grand nombre d'observations irrécusables, dans lesquelles on peut relever plusieurs cas de guérisons complètes.

Les *arthritides*, d'origine goutteuse et rhumatismale, qu'elles appartiennent à la classe des érythèmes ou qu'elles se nomment pityriasis, psoriasis, eczéma sec ou même purpura ; les eczémas et lichens tenaces, invétérés, récidivants ; le prurigo chronique, les herpétides squameuses et la lèpre elle-même (Bazin), sont, tous les ans, traités, en nombre, à la Bourboule. Les éruptions furonculeuses et acnéiques, sous toutes les formes, si rebelles, d'acné *indurata* et *rosacea*, voient leurs poussées se tarir par l'action d'une seule saison thermale. Je ne dis rien des *diabétides*, eczéma, anthrax, prurit ano-vulvaire, etc., qui battent rapidement en retraite, avec le diabète lui-même ; *sublatâ causâ*... Disons aussi que Rotureau et d'autres auteurs déclarent la source Choussy-Perrière des plus efficaces contre les érysipèles à répétition, d'origine arthritico-strumeuse et de coïncidence cataméniale, les anciennes ulcérations syphilitiques, etc... Enfin, j'ai, personnellement, observé que les lotions chaudes avec l'eau de la Bourboule, même transportée, atténuaient sensiblement la persistance des cicatrices, disgracieuses autant que révélatrices, de la scrofulose, que l'on désigne vulgairement sous le vocable d'*écrouelles*.

Dans les syphilis anciennes, cachectiques, longtemps traitées par le mercure, alors qu'existent des lésions viscérales, des douleurs ostéoscopes nocturnes, des angines ou laryngites tertiaires, des paralysies oculaires ou autres, une saison à la Bourboule, aidée de la médication iodurée spécifique, représente une forme médicamenteuse idéale, merveilleusement tolérée par les malades, et promptement féconde en heureux résultats.

5. *Les anémies.* — Essentiellement reconstituante par sa composition, la source Choussy-Perrière est évidemment capable de vivifier le sang et de régénérer le globule en ré-

veillant chez lui cette aptitude d'assimilation du fer, dont la perte est cause de toutes les variétés d'anémies. En effet le principe martial existe en quantité plus que suffisante dans nos aliments (pain, viande), nos boissons (eau et vin) et dans l'eau de la Bourboule elle-même. Ce qui manque à l'anémique, c'est le pouvoir de l'assimiler.

Par sa composition, la source Choussy-Perrière lui restitue ce pouvoir. Elle augmente, de plus, la densité du sérum, tout en diminuant la coagulabilité de la fibrine (hypérinose). En combattant la langueur circulatoire, d'où dérive, en partie, la misère physiologique ; en fortifiant, par ses chlorures, la fibre musculaire amollie, l'eau de la Bourboule met en jeu tous les phénomènes se rattachant à la pysique moléculaire de nos organes ; elle retrempe et régénère les constitutions les plus tarées. Dans la chlorose compliquée et dans l'anémie pernicieuse, ainsi que dans ces débilités, tenaces et constitutionnelles, de la formation pubérale et de la ménopause, elle donne aux proliférations hématoblastiques un véritable coup de fouet ; c'est ainsi que la Bourboule triomphe aussi bien des anémies essentielles que des anémies symptomatiques.

Au point de vue de la thérapeutique thermale, il est peut-être bon de suivre la conduite conseillée par le Dr Robin, fort compétent en la matière : avant d'instituer le traitement on analyse soigneusement les urines. Si les échanges organiques apparaissent augmentés, on accordera la précellence à la cure hydriatique externe ; si, au contraire, les oxydations sont notoirement abaissées, le mal et le malade seront plutôt justiciables de la cure interne.

A propos d'anémie, les praticiens doivent bien se pénétrer de cette vérité : à savoir que la fausse anémie prétuberculeuse est presque aussi commune que la fausse dyspepsie servant de *substratum* à la phtisie commençante, ou de syndrôme gastrique initial. C'est surtout dans ces formes morbides, qui mordent, comme on dit, sans aboyer, que l'économie réclame une réfection profonde, surtout lorsque le sujet, jeune encore, collige les matériaux indispensables à sa croissance. C'est alors qu'il faut invoquer comme un port sûr, le traitement bourboulien, de même que dans l'anémie lente et périlleuse de certaines convalescences, la pseudo-leucémie préludant à l'albuminurie et installant la tuberculose; l'anémie torpide des strumeux; l'anémie post-grippale ; l'hydrémie succédant aux fièvres intermittentes et aux attaques rhumatismales aiguës, etc., etc.

L'eau thermale est, comme on l'a très bien définie, un médicament complexe, agissant comme unité. Or, l'unité d'action que l'on trouve précisément dans la Bourboule, c'est la puissance d'incitation qu'elle détermine sur l'hématopoièse. Et, si la place ne m'était limitée, je pourrais rapporter, ici, d'après Guéneau de Mussy, Gubler, Huchard, etc., nombre d'observations d'anémies profondes autant que rebelles, qui ne résistèrent pas à une saison thermale ou même à l'emploi, durant quelques semaines, des sources Choussy-Perrière en bouteilles.

6. *Maladies des femmes.* — La station de la Bourboule jouit d'une vogue des plus méritées pour la résolution des hyperplasies du petit-bassin et des cellulites péri-utérines, pour la régression des néoplasmes non carcinomateux et particulièrement des fibro-myômes. On conçoit qu'appliquée *intùs et extrà*, la cource Choussy-Perrière ait le pouvoir de faire résorber les reliquats des poussées inflammatoires, dont elle effacera et réparera graduellement les anciennes

lésions. C'est là le lot, d'ailleurs, incontesté de toutes les eaux chlorurées hyperthermales.

Mais l'élément bicarbonaté arsenical leur confère, en outre, les précieuses propriétés de lutter contre cette atonie nerveuse viscérale, créée et entretenue par les phlegmasies, si tenaces, du tissu conjonctif pelvi-péritonéal. En quelques semaines, on voit se résoudre, à la Bourboule, ces énormes masses cellulaires et se rompre doucement les adhérences cicatricielles, par la résorption d'exsudats rebelles, dont la présence constitue une épine inflammatoire toujours imminente, dangereuse pour l'avenir. Les suites, récentes ou éloignées, des couches trouveront donc, dans cette station, le plus complet des traitements.

Je n'insisterai pas sur la chlorose des jeunes filles, sur leur dysménorrhée, due à la torpidité lymphatique, et fréquemment accompagnée de leucorrhée atonique, rebelle autant que répugnante et épuisante pour les malades. L'asthénie domine, d'ailleurs, la plupart des gynécopathies justiciables de la Bourboule. C'est ainsi que les troubles de la ménopause et particulièrement la couperose, qui enlaidit tant de visages encore jeunes, dépendent fréquemment du lymphatisme et guérissent à la source Choussy-Perrière, « l'un des plus beaux fleurons du traitement thermal de la scrofule » (Durand Fardel).

Pour rester encore un peu sur ces questions d'esthétique (qui jouent, dans la santé et dans la vie du beau sexe, un rôle si important) j'ajouterai, avec le Dr Nicolas, que la restauration de la glande mammaire s'opère très rapidement, en cette station, chez les femmes à fibre molle et à flaccidité constitutionnelle. Enfin (surtout si l'on continue quelque temps, à domicile, le traitement thermal), la source Choussy-Perrière est l'un des remèdes les plus héroïques de la maigreur, parce qu'elle incite le plus profondément la puissance vitale. Ce que nous savons de la composition de cette « lymphe minérale » (Gubler) ne nous montre-t-il point qu'il s'agit d'un véritable aliment inorganique, d'un liquide nutrimentaire par excellence, c'est-à-dire éminemment fauteur de l'adipogenèse ?

Les dames doivent-elles cesser le traitement thermal au cours de leur période menstruelle? Nous ne le pensons pas ; la simple suppression ou réduction des pratiques balnéaires, avec continuation de l'ingestion aqueuse, et surtout l'interdiction des excursions excessives et fatigantes : tel est le *maximum* des conseils restrictifs, dictés par l'extrême prudence. C'est, d'ailleurs, affaire au médecin *consultant*..., qui doit être (avons-nous besoin de le dire?) toujours *consulté*.

7. *Affections paludiques.* — L'une des anciennes sources de la Bourboule était dénommée naguère « source des Fièvres », comme pour témoigner, par la voix populaire, l'action anti-périodique de thermes arsenicaux par excellence ; et cela, bien avant que les travaux de Boudin, de Burdel, de Tommaso Crudeli, aient élucidé le pouvoir antipyrétique de l'arsenic contre les fièvres intermittentes. La station s'honore, de longue date, de recevoir et de guérir un grand nombre de malades affectés de fièvres rebelles de tous ordres, et principalement nos braves marins et colons d'Algérie, de Tunisie, du Tonkin, de la Cochinchine et de Madagascar. La cachexie palustre, accompagnée d'obstruction du foie, d'engorgement de la rate et d'entéralgies diverses, avec hydrémie et leucocytose concomitantes, ne saurait trouver un traitement plus rationnel et plus efficace. Sans chercher d'autres autorités à l'appui de mon dire, je rap-

porterai, ici, simplement l'opinion si autorisée du regretté Gubler : « On peut, dit-il, compter sur la Bourboule, parce que ses eaux chaudes sont, avant tout, eutrophiques et reconstituantes des humeurs animales et des tissus organiques. De là, sa bienfaisante activité dans toutes les altérations hématiques provoquées par la fièvre... Non-seulement, ajoute-t-il, elle triomphera des accès les plus réfractaires à la quinine, mais, par son arsenic et ses chlorures, elle saura combattre et éloigner la cachexie qui suit les fièvres. »

8. *Affections nerveuses.* — La cure de la Bourboule possède, au dire de tous les observateurs, une action dynamogéniante des plus marquées sur le système nerveux des sujets fatigués, déprimés, épuisés, si nombreux, hélas ! à notre époque de surmenage et de névropathie. Les névralgies, la chorée, la névrose cérébro-cardiaque, les sciatiques anciennes, paralysies, spasmes, etc., s'améliorent, constamment, par une saison thermale, surtout lorsque ces maux ont germé sur un terrain lymphatico-arthritique, chose fréquente, d'après Charcot et Grasset.

La Bourboule a aussi à traiter, annuellement, un grand nombre de neurasthéniques : car depuis la belle description de l'Américain Beard, on a vu les neurasthéniques sortir, pour ainsi dire, de dessous terre ! M'est avis même qu'on abuse peut-être un peu de ce terme diagnostique, par trop commode. Quoi qu'il en soit, les épuisés du système nerveux voient, sous l'influence des sources Choussy-Perrière, leur atonie gastro-intestinale s'améliorer, en même temps que leur amyosthénie, leur insomnie et cette étrange faiblesse des jambes qui fait le sujet de leurs plaintes continuelles. L'irritabilité nerveuse et la céphalalgie dite *en cas-*

que s'atténuent ensuite, grâce à la réparation imprimée par l'arsenic et les chlorures à l'usure du système nerveux et à la déchéance organique.

L'arsenic est, d'ailleurs, non seulement le maître régulateur de notre budget physiologique : il est aussi le puissant remède de la dépression cérébro-spinale. C'est par lui surtout que la Bourboule répare les ressorts détraqués et criards de notre machine animale, en enlevant aux symptômes névropathiques tout support dystrophique.

9. *Diabète.* — « La cure du diabète est devenue classique à la Bourboule », dit le Dr Audhoui. C'est aussi l'opinion de MM. Huchard et Lecorché, qui rangent cette station parmi celles qui répondent le mieux aux *desiderata* thérapeutiques de la maladie glycosurique. La diminution de la glycosurie s'y opère promptement, sous l'influence combinée de l'arsenic, du chlorure de sodium, de la lithine, de la soude et de l'acide carbonique. Assurément, les eaux alcalines fortes restent toujours souveraines dans un grand nombre de formes, hépatiques ou arthritiques, du diabète. Néanmoins, il arrive un moment, même dans les diabètes *gras* les plus typiques, où les alcalins semblent perdre leur efficacité et accentuer malheureusement la débilité des malades. Alors la médication chlorurée arsenicale naturelle sera indiquée. Mais il faut préciser.

La Bourboule est surtout utile lorsque l'azoturie, consécutive à la dénutrition, contre-indique formellement Vichy. Elle revendique ces états de dépression profonde, d'épuisement nerveux ou consomptif, d'amaigrissement marqué, d'assimilation déréglée. C'est ainsi que le Dr Danjoy a pu recueillir les observations de près de 200 diabétiques, guéris ou très améliorés par la source Choussy-Perrière. Le résultat est surtout remarquable lorsque le mal s'accompagne d'un insuffisant fonctionnement de la peau et d'une tendance plus ou moins prononcée aux complications du côté de la muqueuse de l'arbre aérien. C'est aussi la grande ressource curative, lorsque la polydipsie s'accompagne de tendances étisiques et lorsque le diabète apparaît, nettement, comme une anomalie confirmée de l'évolution nutritive, une véritable bradytrophie (Bouchard)[1].

Tous les éléments chimiques de l'eau, et sa thermalité elle-même, concourent évidemment à la combustion du glucose en excès et sa transformation finale en eau et en acide carbonique, nécessaire pour la guérison. Les altérations générales les plus profondes de la santé, qui succèdent au diabète grave et prononcé, et même la redoutable complication de la tuberculose au début (Eymeri) sont justiciables de la cure bourboulienne. Mais (comme je l'ai dit moi-même dans mon livre sur le *Traitement du diabète*) il importe que la cure se prolonge six ou huit semaines, si l'on veut que le relèvement des forces se confirme et que la décroissance glycosurique s'accentue définitive.

Le professeur Gubler conseille aussi le traitement hydrominéral de la source Choussy-Perrière aux albuminuriques anciens, dont l'état réclame un régime salin et l'usage de l'arsenic. Cette opinion, conforme aux travaux de Semmola et d'Austin Flint, s'applique à tous les cas de mal de Bright

1. Ce qui agit, en somme, contre le *processus* diabétique, c'est l'élément alcalin, bicarbonaté sodique. Le seul inconvénient de cet élément, c'est la débilitation qu'il détermine à la longue. Aussi, beaucoup de malades se trouvent très bien, après la cure vichyssoise, de venir se refaire et se reconstituer à la Bourboule, où ils trouvent, avec la continuation bicarbonatée sodique, les éléments de réfection nutritive que leur offre l'arsenic.

chronique, surtout dans la forme parenchymateuse et dans la néphrite qui succède au diabète ancien.

10. *Scrofule et lymphatisme.* — Le lymphatisme est la grande dominante de la Bourboule : c'est pourquoi cette station donne asile à un si grand nombre de femmes, d'enfants et de jeunes sujets, victimes de tares héréditaires ou acquises. Toutes les manifestations les plus diverses de la scrofulose et du lymphatisme, toutes les lésions qui atteignent, plus ou moins profondément, le tissus lymphoïde ou le squelette osseux, sont justiciables de la Bourboule, grand remède rédempteur de cette lèpre moderne, qui accomplit surtout ses ravages dans le Nord et dans les centres populeux. L'eau de Choussy-Perrière guérit ces tuberculoses locales, sortes d'engorgements bacillaires des ganglions, des articulations et des os. C'est en agissant sur la sanguinification normale et en suractivant l'élimination des produits épanchés, que les lésions scrofuleuses s'amendent et se cicatrisent. Si nous voulons, maintenant, expliquer la merveilleuse action de la source Choussy-Perrière sur les tumeurs blanches, nous ne devons pas oublier que le chlorure de sodium est, d'après Moleschott, le principal sel des cartilages et que l'assimilation de ce sel dans le sang permet la réparation de cet important tissu et par conséquent régression obligée de fongosités articulaires.

La Bourboule est aussi indiquée dans les ophtalmies et otites d'origine scrofuleuse : les adénopathies phymiques, les trajets fistuleux qui ne se ferment point, les caries osseuses du rocher et des vertèbres. On peut appliquer beaucoup plus justement à la station d'Auvergne ce qui a été dit et écrit au sujet de la thalassothérapie. Car il est bon de savoir que la médication marine réussit surtout chez les tout petits enfants, qui ont acquis la scrofule ou le rachitisme par une alimentation défectueuse, un sevrage prématuré et surtout par l'insalubrité du milieu (habitation de la nourrice ou climat humide et insuffisamment lumineux). Rotureau recommande, avec raison, la Bourboule contre les manifestations anciennes et profondes de la scrofule, que les eaux de la mer ne peuvent guérir : suppurations chroniques, ulcères et abcès suppurés, hyperplasies lymphatiques considérables.

C'est ainsi que le Dr Peironnel a signalé des cas nombreux de caries profondes, anciennes et étendues, guéries par les eaux de la Bourboule, ainsi que le redressement et la consolidation du squelette, chez des rachitiques dont la situation paraissait au-dessus des ressources de l'art médical. Les eaux, remarque à ce propos le Dr Rotureau, ont une action d'autant plus marquée, que les accidents strumeux sont plus profonds et plus graves : par exemple, dans les tumeurs blanches avancées, les caries pénétrantes, les incurvations vertébrales, issues du rachitisme ou de la résorption suppurative d'un ou plusieurs vertèbres, elles conduisent promptement les malades à une amélioration prononcée, et de là à la guérison complète. N'oublions pas, enfin, qu'en guérissant la scrofule, les eaux de Choussy-Perrière ferment à la phtisie sa plus grande porte.

Pour montrer, par des faits suggestifs, combien est réelle et marquée cette puissance antiscrofuleuse, je rappellerai ici les observations tirées de la pratique du Dr Dauzat. Notre savant confrère a rapporté treize cas de guérison radicale du lupus, dans lesquels l'emploi de la source Choussy-Perrière, à l'intérieur et en pansements, a fait disparaitre jusqu'aux traces des lésions, si profondes, de cette vorace dermatose scrofulo-tuberculeuse. C'est en stimulant la nutrition pervertie des éléments anatomiques et en activant, comme topique, la réfection de l'épiderme (Hebra) que la cure de la Bourboule a, d'une part, réformé de fond en comble le tempérament diathésique, et suractivé, d'autre part, des processus conjonctifs misérables et languides, ne possédant que des tendances à l'ulcération.

IV. Hygiène et Prophylaxie. — Enfance à la Bourboule.

La cure de la Bourboule est éminemment prophylactique, pour tous les débilités congénitaux ou acquis, candidats à la phtisie et aux maladies chroniques. D'abord, on sait que le climat d'altitude, à lui seul, prévient les affections thoraciques, en modifiant, par son pouvoir toni-vivifiant, le terrain de réceptivité organique. Quant aux eaux de Choussy-Perrière, nous savons qu'elles se montrent essentiellement toniques et reconstituantes, altérantes et dépuratives, bien tolérées par les voies digestives, modificatrices des humeurs, et capables au plus haut point, étant donnée leur composition, de transformer radicalement les affaiblis, les prédestinés de la tuberculose, les lymphatiques, lorsqu'ils ne sont pas trop congestifs, trop irritables, ce qui est le cas le plus fréquent. Aucune source ne saurait montrer plus de pouvoir pour la suppression de cet élément catarrhal, qui domine si communément la phtisie au début et devient, peu à peu, un important facteur de sa gravité pathologique.

Les délicats se trouvent, à la Bourboule, abrités contre les nuisibles ardeurs de l'été, dans un climat montagneux, balsamo-ozonisé, dont la valeur eupnéique secoue toute torpidité respiratoire et stimule puissamment la fonction d'assimilation ou de fixation moléculaire. L'arrêt de la dystrophie et de la dénutrition consomptive s'opère, grâce à l'arsenic, chez les émaciés, soucieux d'une meilleure histogenèse. Enfin, la Bourboule opère, en cas de stase veineuse abdominale et de congestion hépato-splénique habituelle, une sorte de révulsion éliminatrice qui favorise la sécrétion biliaire, gardienne et manomètre de la santé du tube digestif.

Pour expliquer la tolérance universelle de la source Choussy-Perrière, Gubler aimait à invoquer une manière d'antagonisme entre le chlorure de sodium et l'arsenic. Je crois, pour ma part, avec mon distingué confrère le Dr Morin, qu'il y a bien plutôt concordance et synergie. Le chlorure sodique ne confère-t-il point aux globules leur résistance, en favorisant le conflit d'oxydation, pour lequel les hématies ont été créés? pendant que l'arsenic fixe l'oxygène dans le globule et l'économise, en quelque sorte, en modérant la désassimilation et les échanges, action manifeste, si l'on considère l'abaissement du taux de l'urée et de l'acide urique. Mais Gubler était dans le vrai, lorsqu'il envisageait l'eau de Choussy-Perrière comme un véritable *sérum minéral* naturellement élaboré dans les viscères telluriques d'où il sort animé et vivant. C'est précisément grâce à ce *géoplasma* (si j'ose m'exprimer ainsi) que l'arsenic sera véhiculé de la manière la plus assimilable, c'est-à-dire avec l'affinité la plus marquée par nos organes.

Le fait est, cliniquement, bien visible, lorsqu'il s'agit de ces enfants délicats, chétifs, impressionnables, qui supportent si mal les bains de mer et tolèrent si bien la Bourboule. La cure thermale réussit fort bien, chez ces jeunes organismes, où les éléments sains et les cellules naissantes trouvent un appui thérapeutique suffisant. Qu'il s'agisse de chlorose grave, de rachitisme ou de scrofule, d'engorgements mésentériques, avec troubles gastro-intestinaux ; qu'il s'agisse d'atonie constitutionnelle et de croissance difficile, ou bien de suppurations et de paralysies infantiles, le jeune âge supporte admirablement l'eau chlorurée arsénicale, que Bouchut regardait, avec raison, comme la médication préventive et curative la plus profitable à l'enfance.

V. Les contre-indications.

Elles peuvent être facilement déduites de ce qui précède. Toutefois, il est bon de les énumérer encore, parce qu'une eau aussi énergique que celle de la source Choussy-Perrière est assurément capable d. faire du mal, si elle est contre-indiquée. Nous interdirons donc la cure bourboulienne aux phtisiques dont les lésions sont trop disséminées. Les hémoptysies fréquentes, la toux congestive et quinteuse, la fièvre marquée, sont aussi des contre-indications, comme du reste tous les états phlegmasiques ou inflammatoires aigus, caractérisés par une vive exaltation des forces vitales qu'il importe de ne pas exaspérer encore par l'arsenic et par la cure hydriatique.

Les albuminuriques et hépatiques cachectiques, surtout s'ils présentent des complications cardio-pulmonaires ou cérébrales déclarées ; les dyspeptiques avec ulcération possible de l'estomac ; les sujets atteints de névrites, d'endartérites, d'engorgements du foie pouvant faire croire à un abcès, doivent être aussi, par prudence, écartés de la cure thermale. Torpidité et chronicité morbides : telles sont, en d'autres termes, les indications, dont il importe de ne guère se départir, si l'on veut éviter les mécomptes.

VI. Les eaux Choussy-Perrière transportées.

La notoriété médicale de la Bourboule date surtout des expériences concluantes faites, il y a une vingtaine d'années, à l'aide des sources Choussy-Perrière transportées, dans les divers hôpitaux de Paris : à Beaujon par Gubler, à Saint-Louis par Bazin, et à l'Hôtel-Dieu par Noël Guéneau de Mussy. Ce dernier déclare que cette eau inimitable vient apporter, dans la gamme hydrothermale, une note précieuse, puisque, même à distance, dit-il, elle améliore la phtisie, ce mal qui se rit si hautement de tous nos efforts. De nombreux médecins des hôpitaux de Paris (notamment MM. Frémy, Barié, Landrieux, Muselier, Leroux) ont confirmé ces magistrales observations, principalement dans les cas de chloro-anémie, de lymphatisme invétéré, de *malaria urbana*, de tuberculose commençante...

Pour tous les médecins français et étrangers, la bouteille de Choussy-Perrière est le type de l'eau minérale vraiment active. Les autres sources de la Bourboule, trop pauvres en arsenic et trop riches en fer, ne sauraient être comparées, au point de vue de leurs effets curatifs, à la source précédente, qui doit sa limpidité admirable à l'absence du principe crénaté martial et à la complète dissolution de ses rares sels calcaires. Aussi soutient-elle fort bien le transport et exerce-t-elle (sur les malades qui ne peuvent se déplacer ou sur ceux qui désirent *se préparer à la cure sur place* ou *compléter cette dernière*) les effets de reconstitution organique salutaires, que nous avons précédemment décrits, sans déterminer d'intolérance gastrique, ni d'échauffement, ni de dévoiement.

Modificatrice hygiénique de la nutrition, préventive des maladies constitutionnelles dues à la faiblesse du sang, la source Choussy-Perrière transportée combat la chloro-anémie et les troubles menstruels, l'atonie de l'assimilation, l'obstruction hépatique et la congestion de la rate. Sous son influence, la fièvre est coupée, l'appétit augmente et la nutrition se régularise, en même temps que s'apaise le système nerveux irrité. Diurétiques par la soude et la lithine, ces eaux liquéfient la bile, préviennent la cholélithiase et combattent les flatulences dues au défaut de péristallisme gastro-intestinal.

Les sujets atteints d'affections cutanées doivent choisir Choussy-Perrière comme leur eau de régime. Il en est de même des tousseurs et des personnes souffrant de catarrhes des muqueuses. Si l'on en fait usage au cours de la grippe ou de la bronchite, on abrège sensiblement la durée de la maladie et l'on n'a pas à redouter cette grande débilité nerveuse qui succède parfois à l'envahissement de l'économie par le poison influenzique.

L'usage habituel de l'eau de la Bourboule transportée (source Choussy-Perrière), à la dose moyenne d'une bouteille en vingt-quatre heures, augmente les sécrétions gastriques, guérit l'hypochlorhydrie et accroît les oxydations, en favorisant l'activité des rénovations moléculaires, d'où dérivent la vie et la santé. On peut aussi, par son moyen, prolonger longtemps l'existence des malades arrivés à la période ultime des affections les plus cachectisantes (albuminurie, diabète, etc.). Chez les amaigris, elle active les échanges azotiques et facilite l'assimilation des graisses. Chez les pleurétiques et les pneumoniques, elle active la convalescence, ainsi que chez les rhumatisants. Elle guérit la phosphaturie, les névralgies palustres et triomphe des accidents variés dus au tempérament lymphatique et à l'herpétisme.

« Quand on a les femmes avec soi, disait Voltaire, on se tire toujours d'affaire. » Le succès de Choussy-Perrière transportée s'explique, ainsi, en partie par l'emploi interne qu'en fait le beau sexe pour entretenir la santé de sa peau et réparer ainsi les outrages des ans : car n'est-ce pas par la peau surtout que nous vieillissons ? L'usage *intùs et extrà* de l'eau de Choussy-Perrière confère la fraîcheur du teint et produit ce beau velouté que recherchent, pour leurs joues, les Styriennes arsénicophages. Pour ma part, j'ai souvent conseillé contre les gerçures, éphélides, masque de grossesse, vitiligo, acné, couperose, etc., l'emploi externe de l'eau de la Bourboule, tiède ou chaude, suivant le cas certain de remédier ainsi aux tares épidermiques et d'entretenir en bon état la santé tégumentaire. Pour blanchir la peau du visage ou du cou noircis par le hâle, abîmés par le lentigo ou le pityriosis (dartre furfuracée volante), je ne connais pas d'eau de toilette aussi efficace que l'eau minérale naturelle chlorurée, bicarbonatée sodique et arsenicale de la source Choussy-Perrière.

VII. Appréciations autorisées.

« L'action stimulante de la Bourboule excite favorablement le système capillaire, réveille les fonctions exhalantes et absorbantes et ranime souvent des parties tombées dans une inertie presque absolue. » (MERCIER.)

« La diathèse arthritique est une indication nette de la cure bourboulienne. » (GUÉNEAU DE MUSSY.)

« C'est une cure à la fois altérante et profondément reconstitutive de l'organisme languissant ou vicié. »

(PEIRONNEL.)

« Nulle eau minérale ne peut le disputer à la Bourboule, s'il s'agit des affections strumeuses, quels qu'en soient le siège, la forme, le degré d'intensité. »

(Pierre BERTRAND.)

« La diathèse scrofuleuse est puissamment modifiée par la Bourboule : vous verrez ses eaux triompher, avec une rapidité qui tient quelquefois du prodige, de l'engorgement des muqueuses des yeux, des oreilles et du nez, des gonflements articulaires, des caries, des ulcérations glandulaires, de tout le cortège de ce qu'on appelle, en un mot, les humeurs froides..... Ces eaux sont également indiquées toutes les fois qu'une maladie se rattache à quelque principe herpétique. » (Constantin JAMES.)

« La Bourboule procure la facilité de graduer à volonté l'administration de l'arsenic et de donner ce médicament sous la forme la plus inoffensive et la plus facilement assimilable. » (Dr DAUZAT.)

« Type perfectionné de *lymphe minérale*, c'est-à-dire d'aliment direct du sang, l'eau protogéique de la Bourboule est, de toutes les eaux françaises, celle qui agira le plus puissamment sur le sang et les humeurs. »

(GUBLER.)

« Grâce à trois établissements disposant des mêmes ressources hydrominérales et ne différant entre eux que par le luxe de leur installation, la Bourboule, où les gens du monde peuvent satisfaire toutes les habitudes de leur existence, est également ouverte aux fortunes même les plus modestes. » (BARDET et MACQUARIE.)

« Ces eaux chlorurées arsenicales sont remarquablement efficaces dans les dermatoses congestives de la face, les eczémas lymphatiques et scrofuleux, le psoriasis, autant que celui-ci peut être atteint. »

(DURAND-FARDEL.)

« Qu'on envoie, sans crainte, à la Bourboule tout phtisique offrant des signes de lymphatisme exagéré, des adénites concomitantes, des antécédents dartreux : sur tous ces malades, les eaux agiront d'une manière efficace. »

(Dr F. MORIN.)

« Les eaux de la Bourboule se spécialisent par la cure du lymphatisme à toutes ses périodes d'évolution et sous toutes ses formes. » (Dr Ad. NICOLAS.)

« La Bourboule est indiquée dans les maladies des femmes où l'état scrofuleux se complique d'arthritis ou d'herpétis. » (MARTINEAU.)

« Les dermatoses ressortissent à cette cure thermale quand l'arthritis s'unit à l'herpétis et à la scrofule, ou même lorsque le diagnostic diathésique reste indécis. »

(BAZIN.)

« Les eaux de la Bourboule excitent le système nerveux et la circulation. Elle sont éminemment reconstituantes et diurétiques, utiles contre certaines paralysies, contre les fièvres intermittentes rebelles et le rhumatisme chronique. »

(Dr LABARTHE.)

« Les sources de la Bourboule Perrière et Choussy se conservent fort bien et s'exportent. Elle reconnaissent comme indications thérapeutiques la scrofule, le rhumastisme nerveux, les affections de la peau et la cachexie palustre. » (EGASSE et GUYÉNOT.)

« Leur prédominanee chlorurée, jointe à la proportion de bicarbonate sodique qu'elles renferment, le chiffre de l'arsenic, leur température élevée ; tout assigne aux eaux de la Bourboule un rang très notable parmi les eaux thérapeutiques. » (LE BRET.)

« Bien que située au milieu des montagnes à une élévation peu inférieure au Mont-Dore, cette station, orientée au midi et défendue contre le vent du Nord, se trouve dans une situation topographique si heureuse qu'elle est longuement habitable pour les malades. » (Dr BARRAULT.)

« Les eaux de la Bourboule sont uniques en leur genre. Leur supériorité tient à ce que les principes qui les minéralisent sont combinés de telle sorte que les effets qu'elles déterminent l'emportent sur ceux que produisent des sources en apparence similaires. » (Aud'houi.)

« Les eaux de la Bourboule sont indiquées spécialement contre la scrofule à toutes ses périodes, depuis le simple lymphatisme jusqu'aux caries et nécroses osseuses accompagnant le degré le plus avancé de la diathèse strumeuse. »

(Rotureau.)

« La Bourboule doit être conseillée aux dartreux non excitables, ni sujets à des troubles de voies digestives ; elle rend des services signalés aux personnes atteintes de dermatose, de lymphatisme, d'atonie et de scrofule. »

(Jules Simon.)

« La Bourboule est une ville d'eaux de premier ordre : le confort y est très grand. Les eaux en sont éminemment reconstituantes. Le Dr Huchard les recommande vivement dans le traitement de la tuberculose, à titre préventif d'abord, puis comme curatif dans les formes torpides. »

(Mœller.)

Leur forte proportion d'arsenic explique l'efficacité des sources Choussy-Perrière dans les dermatoses, les névralgies périodiques, la chorée et autres névroses, la phtisie, surtout les formes lentes. En leur qualité de chlorurées sodiques fortes et ferrugineuses, elles sont toniques pour l'anémie ; comme bicarbonatées sodiques, elles sont éminemment utiles aux dyspeptiques. »

(Dr Hahn.)

« Nous trouvons dans la Bourboule tous les éléments de la cure du diabète. Sur 188 cas, Danjoy n'aurait essuyé que 26 insuccès : ces chiffres éloquents doivent entraîner la conviction et l'on peut, avec cette eau, prescrire une sorte de *thériaque anti-diabétique.* »

(Dr HUCHARD.)

TABLE

Châteauroux. — Imprimerie et Stéréotypie A. Majesté et L. Bouchardeau.

A LA MÊME SOCIÉTÉ

Envoi franco contre mandat

Les Sciences biologiques à la fin du XIXme siècle (*Médecine, Hygiène, Anthropologie, Sciences naturelles,* etc.), publiées sous la direction de MM. Charcot, Léon Colin, V. Cornil, Duclaux, Dujardin-Beaumetz, Gabriel, Marey, Mathias-Duval, Planchon, Trélat, Drs H. Labonne et Egasse, secrétaires de la rédaction. — Cette publication forme un magnifique volume in-8o grand-jésus, imprimé à deux colonnes, de plus de 1.000 pages, orné d'un nombre considérable de gravures dans le texte.

Broché .... **32 fr.** »
Cartonné.. **35 fr.** »

Guide pratique d'accouchement, par le Dr Bureau, professeur agrégé d'accouchement. Conduite à tenir pendant la grossesse, l'accouchement et les suites de couches. Bel in-8o de 420 pages avec figures............ **6 fr.** »

Guide pratique des Sciences médicales, publié sous la direction de M. le Dr Letulle, professeur agrégé à la Faculté de médecine de Paris, médecin des hôpitaux. Encyclopédie de poche pour le praticien. Ouvrage in-8o de 1.500 pages environ, cartonné à l'anglaise.. .... **12 fr.** »

Formulaire de médecine pratique, par le Dr Monin (préface de M. le professeur Peter). Un vol. in-18 de 600 pages, cart. à l'anglaise... **5 fr.** »

Thérapeutique clinique et expérimentale, par le Dr Quinquaud, médecin des hôpitaux, professeur agrégé à la Faculté de médecine de Paris. In-8o raisin de 350 pages environ........................... **10 fr.** »

Guide pratique pour le choix des Lunettes, par le Dr A. Trousseau, médecin à la Clinique nationale des Quinze-Vingts. In-18 raisin de 80 pages environ, cartonné simili-cuir.......................... **1 fr. 50**

Travaux d'ophtalmologie, par le Dr A. Trousseau. In-8o de 160 p. **3 fr.** »

Manuel du Candidat aux divers grades et emplois de médecins et pharmaciens de la réserve et de l'armée territoriale, par le Dr P. Bouloumié, officier de la Légion d'honneur, in-12 de 385 pages.................. **5 fr.** »

L'assistance maritime des enfants et les hôpitaux marins, par le Dr Charles Leroux, médecin en chef du dispensaire Furtado-Heine, secrétaire de l'Œuvre nationale des hôpitaux marins. Préface par le professeur Verneuil, membre de l'Académie des sciences, chirurgien de l'Hôtel-Dieu. Un volume grand in-8o de 278 pages, gravures et plans........ **10 fr.** »

L'Anthropologie criminelle et les nouvelles théories du crime, *deuxième édition* avec nombreux portraits hors texte de criminalistes français et étrangers, par le Dr E. Laurent, in-8o de 250 pages............. **5 fr.** »

Formulaire pratique pour les Maladies de la Bouche et des Dents, par le Dr G. Viau, professeur à l'École dentaire de Paris. — In-18 de 400 pages, *deuxième édition*................................ **6 fr.** »

Les Accidents de la première dentition, par le Dr P. Poinsot, Directeur de l'École dentaire de Paris. — Un volume in-18 cartonné, fer spécial, de 120 pages.. **3 fr.** »

Traité élémentaire de Physiologie, d'après les leçons pratiques de démonstration, précédé d'une introduction technique à l'usage des élèves, par J.-V. Laborde, Directeur des Travaux pratiques de Physiologie à la Faculté, membre de l'Académie de médecine. Avec 130 figures dans le texte et 25 planches dans l'introduction. — In-8o de 450 pages.

Broché.. **10 fr.** »
Cartonné à l'anglaise, fer spécial.................. **12 fr.** »

AVIS

Tout acheteur qui donnera une commande de livres quelconques dépassant **20** francs, aura droit à une réduction de **50 0/0** sur le beau volume

NOS GRANDS MÉDECINS D'AUJOURD'HUI

Par Horace Bianchon, du *Figaro*

qui sera alors facturé **5** *francs net,*

Nous rappelons que cet ouvrage de luxe avec ses encadrements en filet rouge, ses 65 portraits en sanguine signés F. Desmoulin, sa couverture japon et son beau papier, est digne de figurer à la meilleure place sur la table de salon du praticien et des gens du monde.

Envoi franco contre un mandat de **5** *francs adressé à M. le Directeur de la* Société d'Éditions scientifiques, 4, *rue Antoine-Dubois,* **PARIS.**

Châteauroux. — Typ. et Stéréotyp. A. MAJESTÉ et L. BOUCHARDEAU.

www.ingramcontent.com/pod-product-compliance
Ingram Content Group UK Ltd.
Pitfield, Milton Keynes, MK11 3LW, UK
UKHW021130230726
13926UKWH00002B/709

9 782013 601092